Deutsche Erstveröffentlichung 02/2010

Copyright

Michael Leisten

Coverfoto

Jan Schäfer

http://www.ufocrash.de

Herstellung und Verlag:

Books on Demand GmbH, Norderstedt

ISBN 978-3-8391-6202-6

Michael Leisten

Bis morgen schaffst

du immer

Die Single Diät

Vielen Dank an:

Andrea Nagel

Alexander Dahlem

Für Korrekturlesen und Beratung

und an meine Arbeitskollegen für Ansporn, Inspiration und Interesse

Inhalt

Einleitung

Bei diesem Buch handelt es sich im eigentlichen Sinne nicht um ein Diätbuch sondern um eine Anleitung die Ernährung so umzustellen, dass man viele überflüssige Pfunde verliert, weniger Schlaf braucht, fitter wird und einen muskulöseren Körper bekommt.

Das klingt jetzt erstmal heftig und traumhaft, trifft aber leider auf alle empfohlenen Ernährungsweisen zu: wenig Fett und Zucker, viel frisches Obst, Gemüse und Salat, wenig Fleisch und viel Bewegung.

Das Problem bei den meisten Menschen die an Übergewicht leiden ist nur:

- Man hält die Methoden nicht durch, weil sie dem erlernten Verhalten widersprechen.

- Man verliert eine ganze Menge Lebensqualität, da

  1. einem das befriedigende Essen fehlt

2. der Zeitaufwand vor allem für Singles, die vorher fast nie selbst gekocht haben, immens ist.

Man fängt also sehr bald an, sich das ganze auszureden („Lohnt sich der Aufwand?", „Wahrscheinlich halte ich eh nicht durch"...) oder sucht nach Belohnungsgründen für eine Ausnahme. Ist man erst einmal rückfällig geworden, so war alles für die Katz und man verfällt wieder den alten Gewohnheiten.

Genau eben diese Schwachstellen wurden bei diesem Programm eliminiert. „Bis morgen schaffst Du immer" ist ein System, das man durchhalten kann, das trotzdem deutliche Erfolge erzielt, bei dem Ausnahmen gestattet und sogar vorgesehen sind.

Wichtig: „Die Single Diät" basiert nicht auf wissenschaftlichen Recherchen oder statistischen Erhebungen. Ich habe einfach für mich nach einem Prinzip gesucht, vieles Bekannte mal ausprobiert, dann alles sein gelassen und einfach nach dem Prinzip „Was halte ich durch" einen Versuch gemacht, mit dem

Ergebnis, dass ich in drei Monaten 15 kg verloren hatte, ohne dass mich irgendwann der Frust gepackt hat oder ich mich nach dem alten Lebensstil zurückgesehnt hätte.

Genau das will ich mit diesem Buch mitteilen. Natürlich, um mit den Bucherlösen unermesslich reich und berühmt zu werden und zumindest ein paar Leuten auf diesem Wege zu helfen.

Eine Sache ist noch zu erwähnen: Ich arbeite mit keinem bekannten Diätsystem oder Vertrieb zusammen (kommen in diesem Buch weder positiv noch negativ vor) und andere Firmen werden nur erwähnt, um meine Vorgehensweise genau darzustellen.

Ich möchte auch anregen, auf Grundlage meines Prinzips weiter zu experimentieren und bin auch grundsätzlich für Rückmeldungen dankbar.

Das Grundkonzept

Die Basis des ganzen ist „ Nur essen wenn man Hunger hat". Weder aus Langeweile, noch aus Frust. Soweit kein Geheimnis. Der Trick ist nur der, dass man dafür sorgt, zur richtigen Zeit Hunger zu haben und dann auch sinnvoll zu essen.

Meine Lösung: Eine befriedigende Mahlzeit am Tag und sonst nichts.

Das heißt z. B. bei Berufstätigen, dass die Mittagspause genutzt wird um eine Mahlzeit ganz nach Geschmack zu sich zu nehmen. Bei dieser Mahlzeit ist der einzige und wichtigste Aspekt, dass man danach wirklich satt ist, nichts mehr rein geht und der Gedanke an Essen erstmal weg ist. Ich schaff das mit einer

Gemüse-Reis-Pfanne nicht. Schnitzel mit Pommes und Salat, Kebabteller, ein Menü vom Schnellrestaurant evtl. mit Eis oder einer der kleinen Snackzugaben (Wings, Wraps, usw.) sind da schon eher das Kaliber. Bitte passen Sie das natürlich an Ihr Essverhalten an.

Ich bin ein ehemaliger 100-Kilo-Mann mit Vorliebe fürs Deftige.

Wenn Sie ein eher zierlicher Mensch mit dem Hang zum Salat mit Putenbrust sind, und Sie das wirklich satt und zufrieden macht, um so besser.

Der größte Fehler, den Sie machen können, ist hier Zurückhaltung zu üben. Wenn Sie nach einer Mahlzeit noch Hunger haben, essen Sie lieber noch einen Nachtisch statt unbefriedigt weiter zu arbeiten.

„So und das war's für heute. Bis morgen ist Schluss und das reicht auch".

Das klingt einfach und doch schwierig. Wie soll man es schaffen, den leckeren Nachmittags- und vor allem den lockenden Spätimbiss zu meiden?

Das ist der besondere Teil des Systems. In Ihrem Kühlschrank sollte sich außer Getränken nichts befinden. Auch die Keksschublade, der Naschschrank oder die Bonbonschatulle bleiben leer oder werden besser noch abgeschafft.

Das soll nicht heißen, dass es nichts Süßes mehr gibt. Als Nachtisch für die Mahlzeit immer gerne, egal ob Eis oder Schokolade, Kuchen oder Pudding, das alles geht. Aber eben nur genau dann.

Wenn Sie leidenschaftlicher Hobbykoch oder sogar Profi sind, habe ich eine schlechte Nachricht für Sie. Es ist sehr schwer, mit vollem Kühlschrank oder dem ständigen Umgang mit verzehrbarer Nahrung, dieses Prinzip durchzuhalten aber auch das ist den Versuch wert.

Spätestens hier wird klar warum ich das ganze Singlediät nenne. Ich (eingefleischter Single) kann mir schlecht vorstellen, dass ein leerer Kühlschrank, nichts Süßes im Haus und keine gemeinsamen Mahlzeiten auf Dauer vom Partner toleriert werden.

Wenn eine Möglichkeit gefunden werden kann, dass Sie das Prinzip gemeinsam durchführen oder gemeinsames Essen in Ihrer Beziehung keine Rolle spielt... NUR ZU!

Die gute Nachricht ist, das sich der Körper an diese Ernährung gewöhnt. Irgendwann verschwindet der vermalledeite Abendappetit und auch die Portionen Mittags werden kleiner. Besser noch ist, dass man die Mittagsmahlzeit automatisch wesentlich bewusster genießt und auch wirklich Hunger hat.

Eine beachtliche Veränderung werden Sie aber morgens bemerken. Sie sind fitter und kommen besser aus dem Bett. Die unbelastete Verdauung lässt Sie wohl besser und tiefer schlafen. Erklären kann ich das nicht, habe es aber eindeutig bei mir beobachtet.

Am Anfang hat man unter Umständen das Gefühl, schlechter einschlafen zu können, was sich aber sehr schnell erledigt. Erstens kommt man trotzdem morgens besser aus dem Bett und zweitens erledigt sich das innerhalb von drei oder vier Tagen.

Wenn es ab und an doch dazu kommt, dass vor dem Schlafen gehen der Appetit kommt, wird es gar nicht schwer diesem zu widerstehen.

Die Grundregeln

1. Der Kühlschrank ist leer und die Tanke ist draußen und weit weg

2. Es ist nur Appetit und kein Hunger und morgen gibt's ja wieder eine tolle Mahlzeit

3. BIS MORGEN SCHAFFST DU IMMER

Sport und Bewegung

Ich gehe hier einmal grundsätzlich von Sportmuffeln aus. Das kann grundsätzlich so bleiben und das Programm funktioniert trotzdem, denn: Sie essen weniger, also nehmen Sie ab.

Nur wieso wollen Sie abnehmen? Doch sicher um besser auszusehen.

Dann schauen Sie sich doch mal an, wie attraktive Frauen oder attraktive Männer in der Regel ihren Wunschpartner beschreiben: sportlich, sportliche Figur, muskulös usw.

Von Bodybuildern und Muskelprotzen steht da nur in seltenen Fällen etwas.

Wenn Sie sich also bewegen und etwas Sport treiben, bessert sich natürlich auch Ihr Abnehmerfolg, weil zu der reinen Gewichtsabnahme noch die straffende und formende Wirkung des Muskelaufbaus kommt. Wer in den nächsten Zeilen mit einem flauen Gefühl im Magen auf die Worte Jogging, Walking oder gar Fitnessstudio wartet, den kann ich beruhigen.

Grundlegende Regel in allem was in diesem Buch steht ist, dass man nur das macht, was man auch dauerhaft schafft.

Der Mensch ist ein Gewohnheitstier und alle Vorhaben, die zu stark gegen Gewohnheiten verstoßen, funktionieren nicht dauerhaft.

Mein „Fitnessprogramm"

Immer vor dem Duschen (in meinem Fall morgens vor der Arbeit) hab ich mir ein freies Stück Fußboden ausgesucht und mache so viele Liegestützen, wie ich kann.

Das waren am ersten Tag 3 (in Worten: drei). Ich bin inzwischen bei 70 und sehr stolz darauf.

Zweite und letzte Übung vor dem Duschen: Ich hab in meinem Schlafzimmer eine Isomatte ausgerollt und darauf befindet sich ein Abrollbügel. Mit Abrollbügel meine ich das Gerät, das bei Bauchübungen dafür sorgt, dass der Nacken geschont wird.

Also, mit dem Rücken auf die Matte legen, Kopf auf das Polster des Abrollbügels, Beine Anwinkeln und so viele Situps machen wie möglich. Meine Faustregel ist ca. doppelt so viele Situps wie Liegestütze. Das sind bei mir also inzwischen 120 – 140.

Der Effekt ist unglaublich. Flacherer Bauch, muskulösere Brust und muskulösere Arme.

Damit das funktioniert, müssen Sie das wirklich jeden Tag einbauen. Vorzugweise direkt nach dem Aufstehen, weil es Schwung für den ganzen Tag bringt. Koppeln Sie es an eine Gewohnheitshandlung wie z. B. Duschen oder Zähne putzen und verschieben Sie es nicht. Nur wenn es zum ganz festen Ablauf gehört, halten Sie es durch.

Ein weiterer Geheimtipp ist: Zufußgehen.

Wann immer Sie es einrichten können, gehen Sie zu

Fuß. Ich habe sogar einen Weg gefunden, mit Zufußgehen eine ganze Menge für meinen Körper und meine Figur zu tun. Ich trage seit zwei Jahren MBT-Schuhe. Zugegebenermaßen sind diese Schuhe sehr teuer und auch nicht wirklich schön, aber bewirken reine Wunder (MBT steht für Massai Barfuß Technologie). Ich bin in dieser Sache Schnäppchenjäger bei Ebay, da ich nicht gewillt bin, den Neupreis von über 200 € zu zahlen.

Dies hier soll aber kein Werbetext werden, deshalb nur dieser Hinweis. Informieren Sie sich einfach mal selbst darüber. Ich habe sehr gute Erfahrungen gemacht.

Dieses Mindestmaß regelmäßiger sportlicher Betätigung hat maßgeblich Einflüsse auf das Lebensgefühl. Es kommt nämlich ein Phänomen zum Tragen, das ich Körpergefühl nenne. Der Körper verändert sich, die Leistungsfähigkeit steigt und somit erfreulicherweise auch der Bewegungsdrang.

Ich habe mich mehrfach dabei erwischt, einfach mal außer der Reihe meine Liegestütze zu machen oder auf dem Weg zu Arbeit ins Laufen zu verfallen.

Tun Sie sich dann den Gefallen und nutzen Sie diese Energie aus. Wenn Sie laufen gehen wollen, tun Sie es. Wenn dieser Anfang gemacht ist, ist der Weg zum wirklich sportlichen Menschen nicht weit. Mir fehlt einfach die Zeit zum Schwimmen gehen, Rad fahren ist wirklich nicht mein Ding und Laufen darf ich nicht (Achilles-Sehne). Aber ich bin vom „Disco am Rand Steher" zum „Vieltänzer" geworden.

Ersparen Sie sich aber die so genannte Geldtäuschung oder Geldenttäuschung.

Gemeint ist damit: „Wenn ich mir dieses und jenes teure Sportgerät kaufe, dann nutze ich es auch." oder „Wenn ich die Jahresmitgliedschaft im Fitnessstudio bezahle, geh ich auch hin".

Das ist Blödsinn und schlicht falsch. Alle Eigen- und Fremderfahrungen, die ich gemacht habe, sagen das aus. Man tut es eben nicht.

Ausnahme ist die Grundausstattung, die einfach

Verletzungen verhindert. In meinem Fall ist das die Isomatte (3 €) und mein Abrollbügel „Sven" (aus unerfindlichen Gründen heißt das Ding so, ca. 15 €) .

Wenn Sie laufen möchten, dann nur in guten Laufschuhen und da sollte man nicht knausrig sein, sondern sich gut beraten lassen.

Schwimmen hat den Vorteil, das man sowieso eine Badehose hat bzw. die Anschaffung billig ist und es ansonsten nur dann Geld kostet, wenn man es auch wirklich tut.

Faustformel in Sachen Sport:

Grundprogramm (Liegestütze + Situps) + x

wobei x jeden Wert annehmen kann.

Party , Veranstaltungen und Geschäftsessen

Jetzt kommen wir zu einer sehr angenehmen Eigenart dieser „Diät". Sie ist aus diversen Gründen nicht so streng wie andere. Die Grundlage ist ja, dass nur eine verschmerzbare Einschränkung durchgehalten werden kann.

Partys , Veranstaltungen und Geschäftsessen sind für jede Diät eine schwere Prüfung. Wenn man nicht mit isst oder trinkt, kommen Fragen und Aufmunterungen bis man seine guten Vorsätze in Frage stellt und den Versuchungen nachgibt.

Wir wären also wieder an dem Punkt, wo die Mischung aus schlechtem Gewissen und der eigenen Enttäuschung über die eigene Willensschwäche zum Abbruch der Diät führt.

Bei der Singlediät ist es wieder völlig anders:

Sie sind eingeladen? Prima! Gehen Sie hin und

verhalten Sie sich wie man sich bei solchen Gelegenheiten verhält.

Diese Veranstaltungen sind meist abends und man kann schlecht von Ihnen verlangen, mit dem Essen bis Abends zu warten. Also essen Sie tagsüber etwas um den Hunger zu stillen und legen Sie abends ruhig richtig los.

Es ist eine Ausnahme und bricht die Diät nicht. Je nachdem wie lange Sie dieses Prinzip schon anwenden, werden Sie sowieso nicht soviel essen wollen oder können.

Sie waren an diesem Tag einmal satt und hatten vorher eine kleine Mahlzeit. Schätzungsweise also einmal so, wie vor Beginn der Singlediät, wenn nicht sogar weniger. Die restlichen sechs Tage der Woche haben Sie das Programm aber durchgehalten. Es bedarf keines Mathematikstudiums um festzustellen, dass dieser zugestandene Ausrutscher kein Problem darstellt. Morgen wird ganz normal weitergemacht, der soziale Ruf ist gewahrt und alles ist bestens.

Wichtig ist nur, dass Sie so diszipliniert sind und nicht dauernd Gründe dieser Art finden. Alles, was Sie veranstalten mit dem Hintergedanken eine Ausnahme der eben beschriebenen Art herbeizuführen, ist natürlich grundfalsch.

Wenn Sie ausgeprägter Partymuffel waren und so etwas wie Geschäftsessen oder ähnliche soziale Verpflichtungen für Sie fremd waren, dann bleibt das bitte auch so.

Ich überlasse es Ihrer Verantwortung, mit dieser Freiheit vernünftig umzugehen.

Das Fazit dieses kurzen Kapitels ist: Solange Sie morgen einfach nach dem „Bis morgen schaffst Du immer"-Prinzip weitermachen, ist alles in Ordnung.

Sie werden von einem Ausrutscher nicht zunehmen, sondern einfach nur langsamer abnehmen. Auch die erlernten Gewohnheiten werden Sie damit nicht durchbrechen.

Einen Fehler sollten Sie aber auf gar keinen Fall machen. Versuchen Sie nicht, die mehr aufgenommenen Kalorien durch Zurückhaltung am nächsten Tag auszugleichen! Essen Sie Ihre befriedigende Mahlzeit und danach nichts mehr.

Wenn Sie versuchen, Sünden auszugleichen, kommen Sie sehr schnell in die negative Spirale aus schlechtem Gewissen und Heißhunger.

Man hat wegen des zu vielen Essens ein schlechtes Gewissen hält sich zu sehr zurück, entwickelt Heißhunger, hat deshalb ein schlechtes Gewissen usw.

Tricks, Tipps und Kniffe

Die Waage ist ein zwiespältiges Gerät. Man sollte sie aber auf jeden Fall am Anfang der Diät nutzen. Die ersten Pfunde purzeln ja wie gewohnt sehr schnell und auf der Waage sorgt das natürlich für ein Erfolgsgefühl. Ich benutze die Waage aber viel mehr, um den Weg nach oben zu versperren. Machen Sie sich alle fünf Kilo eine Sperrmarke. Gemeint ist damit nicht von Ihrem Startgewicht an sondern wirklich die Zahlen die mit 0 oder 5 enden. Wenn man drei Tage in Folge unterhalb einer dieser Marken ist, so darf man diese nicht mehr überschreiten.

Diese Methode ist ein Warnsystem um Rückschritte zu verhindern, beziehungsweise davor zu warnen.

Dazu kommt natürlich das gute Gefühl, wenn man eine neue Marke setzen darf.

Lassen Sie Ihre Gewichtsabnahme nicht alleine und für sich stehen. Ändern Sie auch noch andere Dinge die mit dem Aussehen zu tun haben. Ich zum Beispiel gehe seitdem regelmäßig - aber nicht übertrieben häufig - ins Sonnenstudio.

Außerdem habe ich beim Kleiderkauf (der sich ja bei starker Gewichtsabnahme nicht vermeiden lässt) den Stil verändert bzw. endlich angefangen, darauf zu achten.

Die Gewichtsabnahme ist ein Hebel für das Selbstwertgefühl. Gepaart mit ein paar Kleinigkeiten wie Teint und und einem etwas besseren Kleidungsstil ist die Wirkung aufsehenerregend.

Durch die kleinen, sportlichen Übungen verbessert sich die Körperhaltung und man wirkt straffer und athletischer.

Alles in allem wird man von Menschen bemerkt, die vorher nicht auf einen geachtet haben.

Sparen Sie Kalorien bei Getränken. Gemeint sind speziell antialkoholische Getränke.

Bier und Wein können je nach Lebensart ein wichtiger Bestandteil des sozialen Lebens und des Wohlfühlens sein und die gibt es eben nicht kalorienarm. Limonaden und Fruchtsäfte pur sind aber heftige Kalorienbomben und lassen sich gut durch Lightlimonaden, Schorlen oder am besten Mineralwasser ersetzen.

Ich möchte mich hier nicht an der Lightprodukte-Diskussion beteiligen, ich mache mit Diätlimonaden gute Erfahrungen, trinke aber meistens Wasser. Ich mag kein stilles Wasser und schleppe nicht gerne Kästen und benutze deshalb einen Sprudler für Leitungswasser. Das ist natürlich alles Geschmackssache, wichtig ist nur, so wenig Kalorien wie möglich durch alkoholfreie Getränke.

Kaffee und andere koffeinhaltige Getränke halte ich für den Erfolg der Diät unbedenklich bis hin zu förderlich. Das gleiche gilt für Alkohol in Maßen. Mein Vorschlag ist: Behalten Sie den Konsum genau so bei, wie er gerade ist. Dies widerspricht vielen anderen Ernährungs- und Diätkonzepten, funktioniert aber .

Den Konsum anregender Getränke einzuschränken stellt sogar ein Risiko dar. Sobald die Lebensqualität zu stark eingeschränkt wird überlegt man sich, ob das ganze die Mühe wert ist und gibt evtl. auf.

Überfordern Sie sich nicht! Ob Sie das Sportprogramm ausbauen, gesündere Essensmöglichkeiten suchen, versuchen weitere Kalorien einzusparen oder andere Maßnahmen ergreifen: Wenn es nicht funktioniert, gehen Sie diesen Schritt zurück, aber lassen Sie sich dadurch nicht entmutigen, bzw. dazu ermutigen einfach alles sein zu lassen.

Sie haben doch Zeit, die Methode ist doch für immer gedacht. Auch wenn Sie öfter mal abends dem Appetit nachgeben oder die Gewichtsabnahme langsamer geht als gewünscht. Alles was Sie besser machen als vorher, bringt Ihnen etwas.

Heilfasten, und andere kurzfristige Diäten: Wenn Sie regelmäßig so etwas machen, und auch immer Erfolg damit haben, dann behalten Sie es bei. Betrachten Sie das „Bis morgen schaffst du immer"-Prinzip als den Normalzustand, zu dem Sie nach der Diät zurückkehren. Das verhindert den Jojoeffekt. Sehen Sie es als eine Art Sprint an. Machen Sie diese Diät so wie immer und ändern nur das Prozedere des Diätbrechens bzw. Diätbeendens so ab, dass Sie wieder beim „BMSDI"-Prinzip ankommen. Dieser Vorschlag ist zur Zeit noch nicht getestet, über Erfolge wird aber auf meiner Webseite http://www.bmsdi.de berichtet.

Der theoretische Teil des Buches ist an dieser Stelle beendet. Sie wissen jetzt alles, um loszulegen. Das nächste Kapitel beinhaltet einen Erfahrungsbericht, zugleich auch die Geschichte der Entstehung von BMSDI. Vieles wird dadurch anschaulicher und klarer und wenn Sie noch immer Zweifel oder auch Fragen haben, sollten diese hier geklärt werden.

Bis morgen schaffst Du immer

Zu beginn eine kurze Beschreibung meiner Person zum Beginn der Geschichte.

Mein Name ist Michael Leisten, Single, 36 Jahre alt und mit 100 kg bei einer Körpergröße von 1,75 m auch deutlich übergewichtig.

Dieses Gewicht habe ich seit meiner letzten Beziehung vor 15 Jahren. Mit dem Normalgewicht von 75 kg bin ich in diese Beziehung rein und mit 110 kg nach 1,5 Jahren wieder raus. Eine zusätzliche Mahlzeit täglich schafft so etwas ohne Schwierigkeiten.

Meinen Lebensunterhalt verdiene ich mir mit einem Teilzeitjob in einem Callcenter (30h/Woche) und dem Rest meiner einst florierender Marketingfirma im Bereich „Internetangebote für Erwachsene". Zusammen komme ich ungefähr auf eine Arbeitszeit von 45 Stunden in der Woche. Viel Energie für sportliche Aktivitäten, außer dem Discobesuch am Wochenende, der mehr aus Herumstehen als aus

Tanzen besteht, bleibt da nicht.

Ich hab eine ausgeprägte Vorliebe für fettes Essen, gerne auch Fastfood oder Schnitzel/Pommes Variationen.

Ich hatte auch schon einiges an Sport und Diäten versucht. In der Zeit vor meinem Job im Callcenter , als ich noch von meiner Firma leben konnte, war ich sogar ein ganzes Jahr lang Jogger und bin konsequent im schnitt 6,5 mal pro Woche eine halbe Stunde gelaufen. Wie in den vorherigen Kapiteln angedeutet hat das meine Achilles-Sehne nicht mitgemacht und ich musste damit aufhören.

Zu dieser Zeit wog ich zum ersten mal seit langem deutlich unter 100 kg , und fühlte mich mit diesen 90 kg recht wohl. Der Stress mit der Firma, die Umstellungen auf den Job (mein erstes Anstellungsverhältnis) und die mangelnde Bewegung haben mich aber innerhalb kurzer Zeit wieder auf mein Standard- und nicht Wohlfühlgewicht von 100 kg gebracht. Ich hab dann 1-2 mal im Jahr ein modifiziertes Heilfasten absolviert (Markert-Diät), was mich für ein paar Monate auf 95 Kg gebracht hat. Der gefürchtete Jojoeffekt hielt sich in Grenzen, aber ich kam nach kurzer Zeit wieder bei meinen gewohnten 100kg an.

Den Startimpuls für die große Veränderung, von der hier berichtet wird, gab ein Buch aus dem Themenbereich „wie man Frauen ins Bett kriegt". Neben vielen nutzlosen Tipps stand eine verwendbare Weisheit: Sorge dafür, dass du auch wirklich zumutbar bist. Klingt banal, aber genau das war ich nicht.

Ich war zwar gepflegt, sah aber nicht so aus. Ich hab auf mein Aussehen wenig Wert gelegt. Bügeln zum Beispiel war ein Fremdwort für mich, was nicht heißt, dass ich nur bügelfreies getragen habe. Ich trug regelmäßig zerknitterte Kleidung, war unrasiert, bleich und eben übergewichtig.

Wegen der fehlenden sportlichen Betätigung war auch die Körperhaltung entsprechend schlapp.

Um das Positive mal zu nennen: Ich war immer frisch geduscht, dezent desodoriert, hatte saubere Klamotten an und meine Zähne waren geputzt.

Man konnte nichts bemängeln. Aber alles, was man als Geschmackssache bezeichnen konnte, war unter aller Sau.

Dieses Prinzip setzte sich in meiner Wohnung fort. Geräumige 3 ZKB, so eingerichtet, dass alles da war was man braucht. Leider völlig ohne Stil oder Geschmack. Als einziger Zierrat ein „Bernd das Brot"-Poster im Arbeitszimmer.

Der Pflegezustand der Wohnung war auch entsprechend. Immer nur das nötigste. Staubig aber nicht schmutzig, unordentlich aber kein Chaos.

Im Großen und Ganzen aber unwohnlich und ungemütlich. Ich kam auch selten in die Verlegenheit Gastgeber zu sein und vom Erfolg bei Frauen war nur zu träumen.

Um die Erwartungen nicht zu hoch zu schrauben... Die

Beschreibung meiner Wohnung passt immer noch recht gut, bis auf einen zweiten Kleiderschrank und dass ich meine Küche nur noch zum Kaffeekochen nutze ist da alles beim alten.

Mein Erfolg bei Frauen hat sich maßgeblich verändert. Ich hab wesentlich öfter die Möglichkeit, es mir bei interessierten und auch interessanten Frauen komplett zu verderben... es gibt da also noch viele andere Baustellen bei mir, und sobald die erledigt sind kommt – versprochen - ein weiteres Buch oder eventuell sogar eine ganze Serie.

Ich wollte also den Ratschlag des Flirtbuches befolgen und attraktiv werden. Noch am gleichen Tag fing ich mit den Liegestützen an, was anfänglich recht wenig war. Aber mir war das Prinzip „Trainieren" und dass sich das steigern lässt, bekannt.

Der nächste Schritt war, meine Ablehnung gegenüber dem Kleiderkauf zu besiegen. Ich hab das am Anfang nicht geschafft, und dann kam der Glücksgriff. Eine Art Sommerschlussverkauf bei Karstadt. Bunte Poloshirts für 4 € das Stück. Ich hab natürlich zugeschlagen und mir, weil ich ja etwas ändern wollte, noch vier ausnahmsweise gut sitzende Jeans gekauft.

Ich kam also gleich am nächsten Tag neu eingekleidet in die Firma und genau dort passierte das Ausschlaggebende: Es fiel allen auf.

Da war jetzt kein „du siehst toll aus" dabei, sondern Leute die, sich nie für mein Äußeres interessiert haben, haben mich plötzlich darauf angesprochen von wegen viel besser und „ich wusste gar nicht, dass Du so etwas trägst".

Ich wurde in Styling Dingen plötzlich wahrgenommen, aber ein „geiler Typ" war ich einfach noch nicht.

Der nächste Tag führte mich ins Sonnenstudio zu einer kurzen Beratung und meinen ersten 15 Minuten auf der Anfängerbank.

Die ersten Schritte waren getan, aber ich wusste mit 100 Kg bin ich bei 1,75m einfach zu dick.

Ich wusste ja auch woran das Übergewicht lag. Frustfressen, Mitternachtssnacks und essen aus Langeweile oder weil es in der Kneipe gerade so lecker nach Pommes riecht

Ich wusste, das musste aufhören und zwar dauerhaft. Das BMSDI System war eine reine Kopfgeburt. Ich wusste, woran alle Diäten scheitern, wusste vom Jojoeffekt und dass es nur etwas bringt, wenn man es dauerhaft macht... nur was?

Die ernährungsphysiologische Herangehensweise mit 5 mal Obst oder Gemüse am Tag, viele kleine Mahlzeiten, keine Fertiggerichte, kein Fastfood usw. kamen alle nicht in Frage. Ich wusste, alles was Aufwand oder Entbehrung beinhaltete war nicht möglich. Ich bin ein Gewohnheitstier und oft sehr unflexibel. Außerdem ist mir das Sättigungsgefühl nach der Mahlzeit sehr wichtig.

Mein Trick funktionierte so, dass ich alles, was mir schwer fiel aufzugeben beibehielt und alles andere weg lies.

Weg fiel das Süße zwischendurch, und alles was sich in meinem Kühlschrank befindet. Allesamt Dinge, die man direkt aus der Packung verzehren kann, wie Würstchen, Frikadellen, Käse und je nach Angeboten bei den Discountern alles mögliche an Schokoriegeln, Eis am Stil usw.

Das musste alles weg und ersetzt werden durch... durch, ja genau, wodurch denn und warum überhaupt?

Langsam formte sich die Idee. Ich bin faul, ich hab nichts zum Essen zu Hause aber Langweile beziehungsweise Appetit.

Solange es nur Appetit ist und nicht Hunger, werde ich mir nichts überziehen und mich auf die Jagd nach Nahrung an Tankstellen, Kebabständen oder Schnellrestaurants machen.

Faulheit gegen Appetit und Langeweile war der ultimative Test, und die Faulheit gewann fast immer.

Das wichtigste bei solchen Vorgehensweisen ist immer der Aha-Effekt. Und der stellte sich ein. Egal wie

„hungrig" ich ins Bett bin, am nächsten Morgen war nichts mehr davon zu bemerken. Kein Appetit, geschweige denn Hunger.

Die Nacht hat mir eine Gnadenfrist bis zum nächsten Hunger verschafft.

Aber nicht nur das. Auch der Effekt, dass ich besser und ausgeruhter aus dem Bett kam, war toll.

Zusammengefasst konnte man sagen, wenn man es schaffte, ohne Ausrutscher ins Bett zu kommen, war alles gut.

Natürlich hatte ich am nächsten Mittag einen Bärenhunger, den ich dann in der Mittagspause ausgiebig befriedigen konnte. Es stellte sich das tolle Gefühl ein pappsatt zu sein und ich war zufrieden.

Am Anfang hab ich herum experimentiert und mittags auch ein bisschen darauf geachtet, nicht ganz zu viel oder wenigstens vernünftigeres zu essen, was aber den Nachteil hatte, dass ich nach der Arbeit wieder richtig Hunger hatte und dann richtig gegessen habe.

In Summe waren aber die beiden Mahlzeiten wesentlich mehr als die eine richtige und so habe ich das Prinzip wie es jetzt ist einfach eine Zeit lang durchgezogen.

Bereits am Ende der ersten Woche haben mich die ersten Kollegen auch darauf angesprochen. „Sag mal hast du abgenommen?" Und meine Waage bestätigte mir das! Vier Kilo! Bestimmt nur Wasser oder was man sonst bei so schneller Gewichtsabnahme sagt. Aber die vier Kilo blieben weg... sie bekamen sogar Gesellschaft.

Vor allem ging alles wie von selbst.

Meine sportlichen Übungen wurden durch Situps ergänzt, was natürlich sofort zur Folge hatte, dass es rein vom Volumen her noch schneller ging.

Mich haben die Sportstudenten in unserer Firma immer sehr beeindruckt. Die hatten diese spezielle Art muskulöse Oberarme, die sehr attraktiv aber nicht nach Bodybuilder aussahen und die wollte ich auch. Also habe ich den Kasten mit den Kurzhanteln abgestaubt und noch Bizepsübungen zum Programm hinzugefügt.

Die nächsten Monate waren irgendwie wie ein Taumel... es hat geklappt, mein gesamtes Körpergefühl hat sich gewandelt. In der Disco war nur von der Musik abhängig ob ich getanzt hab oder nicht, nie von der Fitness. Ich hab mir einige figurbetonte Klamotten gekauft und es kommt inzwischen tatsächlich vor, dass Frauen mich rein optisch bemerken.

Ich habe jetzt ein Gewicht von 85 kg, was immer noch zu viel ist aber doch sehr nah an den 80 kg, die ich gerne hätte. Das Training habe ich inzwischen erweitert, sodass ich jetzt meist nach der Arbeit einen zweiten Satz mache , wobei dieser bei den Situps modifiziert ist. 50 mit den Knien nach rechts , 50 mit den Knien nach links, und 70 - 100 normale. Nach einiger Zeit bekommt der Bauch davon einfach eine schönere Form und die Speckrollen an den Seiten werden besser zusammengehalten.

Insgesamt funktioniert mein System jetzt schon über 1,5 Jahre. Die Arbeit an diesem Büchlein hat mir auch wieder neuen Antrieb gegeben, dran zu bleiben, wobei das alles in Fleisch und Blut übergeht. Die Internetadresse http://www.bmsdi.de habe ich soeben bestellt und werde sobald dieses Buch erhältlich ist (also wenn Sie dies lesen) daraus ein Forum machen, für Erfahrungsberichte Anregungen und für Updates von meiner Seite. Es wird ebenfalls eine Facebook- und eine Wer-kennt-wen-Gruppe geben, jeweils mit dem Namen „Bis morgen schaffst Du immer"

Die Philosophie dieses Buches

Dieses Buch und alle weiteren Ratgeber die ich schreiben werde, folgen einem Grundsatz den man sonst nur aus der Politik kennt. Ich will die Menschen dort abholen wo sie sind. Hier soll kein Idealbild gezeichnet werden.

Bücher, die das propagieren, was wissenschaftlich gesehen das Beste wäre gibt es zu Hauff und fast jeder mit einem Problem wie Übergewicht hat wenigstens einen dieser Ratgeber.

Es hat sich aber inzwischen herausgestellt, dass dieses Ideal nicht funktioniert.

Ob das die Ernährung oder das sportliche Training ist, das Ideal ist den Profis oder Spezialisten vorbehalten.

Im Sport ist es doch gang und gäbe, dass die Menschen, die es schaffen sich an den effektivsten Trainingsplan zu halten und alles richtig machen, deswegen ins Fernsehen oder zu entsprechenden Meisterschaften kommen. Und aus der Struktur unserer Gesellschaft heraus sind das nur die wenigsten.

Das effektivste wird also ausgezeichnet und ausgezeichnetes taugt nicht für den Alltag.

Bei der Ernährung ist es ganz ähnlich. Entweder man neigt nicht zu Übergewicht, was nichts anderes heißt, als dass man instinktiv alles richtig macht, oder man neigt dazu und bekommt es dann auch.

Bei der Ernährung lauert noch dazu eine weitere Gefahr, wenn man sich zu sehr mit der einzig wahren, effektiven und „gesunden" Art des Ernährens beschäftigt und das Körpergewicht zur bestimmenden Größe im Leben wird, ist es nicht weit zur Essstörung, Magersucht oder Bulimie.

Diese Störungen kommen in den meisten Fälle durch ein entmenschlichtes Ernährungssystem und ein von Medien verzerrtes Idealbild.

Das BMSDI Prinzip führt nicht zum Ideal sondern zum OK, also zum „in Ordnung".

Es wird zu einer akzeptablen Figur verholfen mit einer Anleitung die, wenn sie auch das ganze Leben verändert, nicht die Kontrolle übernimmt. BMSDI schränkt nicht ein, nimmt Rücksicht auf Konflikte mit dem Gewissen, vereinfacht die Ernährung und kompliziert sie nicht hin zu einem Ideal vom Reißbrett.

Wir arbeiten mit Schwächen und nutzen sie gezielt aus. Wichtig ist natürlich, dass man sich diese Schwächen einmal eingesteht und auch zugesteht.

Es ist doch beachtlich wenn man merkt, dass man seine Bequemlichkeit ausnutzen kann um abzunehmen.

Ganz wichtig ist auch, dass Versagen mit eingerechnet wird. Es handelt sich ja immer nur um Tagesaufgaben. Und es gibt Tage an denen es nicht klappt. Man verschläft und es reicht zeitlich nicht zum Trainieren, oder man wird eingeladen und es artet in Völlerei aus, und diese Reihe ließe sich fortsetzen. Aber genau das macht nichts. Ab morgen schaffst Du es dann wieder bis morgen. Mann kann im Prinzip sagen BMSD(I), also evtl. nicht wirklich immer, aber oft und auch oft genug..

Selbst wenn man mal komplett aufhört weil gewisse Umstände dazu führen, zwingen oder verleiten (Lebenskrise, All-Inclusive-Urlaub, Änderung des Beziehungsstatus), es kann jederzeit weitergehen. Die Vorbereitungszeit hängt nur davon ab wie schnell man den Kühlschrank leer bekommt. Ein Neustart ist von jetzt auf gleich möglich.

Wer es einmal geschafft hat dieses Prinzip erfolgreich anzuwenden, wird es immer wieder schaffen, weil einfach keine Vorbereitung nötig ist.

Wichtig ist, ich schreibe hier von Möglichkeiten, wenn es mal schief geht. Bei keiner anderen „Diät" ist ein Ausrutscher weniger schlimm, trotzdem sollte es nicht vorkommen. Das BMSDI System ist für immer gedacht. Und nur wenn man sich auf Dauer damit einlassen kann, führt es zu dem erwünschten Erfolg.

Dauerhaft einen gesünderen, schöneren, sportlicheren und schlankeren Körper.

Dazu einen energiereicheren Tagesablauf und eine bessere und effektivere Nachtruhe.

Vor allem aber wird man für jeden Tag, an dem man das Prinzip erfüllt, belohnt. Man merkt an jedem Tag schon morgens beim Aufstehen, dass man es gestern geschafft hat. Und das gibt einem natürlich auch den Antrieb um es an diesem Tag auch zu schaffen. Also im Prinzip ein Selbstläufer.

BMSDI im Internet

Ein Thema wie Abnehmen und/oder Gesundheit ist natürlich nie ausschöpfend abgehandelt und deshalb ist dieses Buch auch mit entsprechenden Repräsentanzen im Internet verknüpft .

http://www.bmsdi.de Ein Blog mit den neuesten Meldungen zum Konzept und zum Autor.

http://www.twitter.com/bmsdi Follow BMSDI bei Twitter: Immer ganz aktuell in Form von Kurzmitteilungen informiert zu Veranstaltungen und Neuveröffentlichungen.

Hinzu kommen die Gruppen „Bis morgen schaffst Du immer" bei *http://www.wer-kennt-wen.de* und bei *http://www.facebook.com*. Also wer hier vertreten ist, bitte anmelden und mit diskutieren.

Viel Erfolg !

Erfolge:

Notizen:

Ideen: